Vitamin-D-Mangel

Heilung bei D3 Mangel

von Anna Nilsson

Der naturheilkundliche Ratgeber zeigt dir Möglichkeiten den Vitamin-D-Mangel zu beheben.

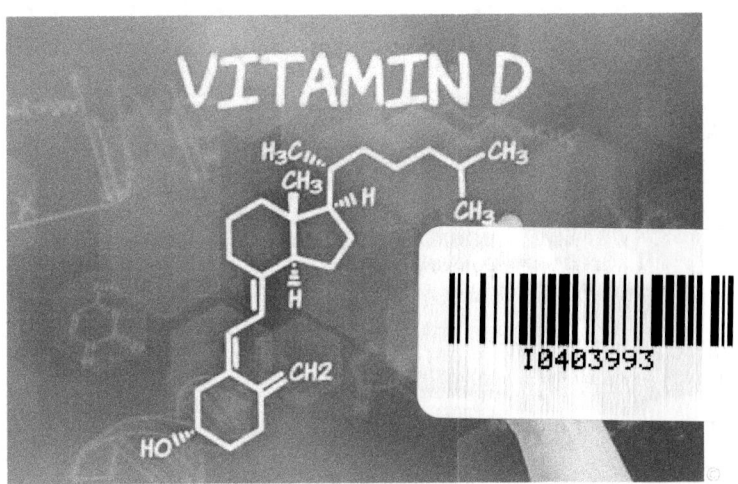

Zerbor – Fotolia.com

in Zusammenarbeit mit www.vitamindmangel.net

copyright toorpedo verlag © 2016 Erstausgabe 12.07.2016

Deutschland, Alle Rechte vorbehalten
www.toorpedo.de
Herausgeber: Toorpedo Verlag Foerster
Umschlagbildlizenz: inarik / 123RF.com
Autor: Anna Nilsson
Lektorat: A. Anthofer und P. Bartholome
ISBN-13: 978-1535532044
ISBN-10: 1535532041
Print: CreateSpace

Inhaltsverzeichnis

1. Einleitung
2. Inhaltsverzeichnis
3. Keine Angst vor Vitamin-D

Erster Teil:

1. Fakten zu Vitamin D3, der Entstehung des Mangels und der Messung des Blut-Spiegels
2. Medizinisches Grundlagenwissen über Vitamin D3
3. Entstehung und den Folgen des Vitamin-D3-Mangels
4. Der tatsächliche Tagesbedarf an D3
5. Dosierung und tägliche Einnahme bei Kindern und Erwach.
6. Symptome des Vitamin-D3-Mangels
7. Risiko von Folge-Erkrankungen
8. Diagnose des Vitamin-D3-Mangels
9. Der Vitamin-D3-Spiegel

Zweiter Teil:

1. Maßnahmen und Tipps, mit welchen Du den Vitamin-D3-Mangel dauerhaft vermeidest
2. Konkrete Empfehlungen der Umsetzung im Tagesablauf
3. Schutz-Mechanismus des Körpers gegen Überdosierung
4. Vitamin-D in Solarium aufnehmen?
5. Nahrungsmittel mit vergleichsweise hohem Anteil an Vitamin D3
6. Fettfische
7. Milchprodukte, Eier und Pilze
8. Die perfekte Ergänzung gegen Vitamin-D-Mangel
9. Frei erhältliche Nahrungsergänzungs-Mittel
10. Frei erhältliche Produkte zur Vitamin-D3-Versorgung
11. Überdosierung von Vitamin-D3-Präparaten

Dritter Teil:

1. Aufklärung der 10 größten Irrtümer zu Vitamin D, Ihre Folgen und deren Vermeidung

Medizinischer Disclaimer / Haftungsausschluss /
wichtige juristische Information!

Dieses Buch ist nach aktuellen medizinischen Erkenntnissen aus aufgeführten Quellen und nach eigener Erfahrung und Recherche verfasst. Der Inhalt dieses Buches ist ausschließlich zu Informationszwecken bestimmt, die Informationen sind in keiner Weise als Ersatz für eine ärztliche professionelle Diagnose, Beratung oder Behandlung durch ausgebildete und anerkannte Ärzte bestimmt.

Ich rate allen Lesern mit gesundheitlichen Problemen, Anzeichen oder Symptomen die auf eine Krankheit hindeuten können dazu auf, immer einen Arzt aufzusuchen. Die Informationen in diesem Buch sind keine Anleitung für den Beginn einer eigenständigen Behandlung, oder diese zu verändern oder abzusetzen.

Das Buch darf nicht für eigenständige Diagnosen oder die Auswahl und Anwendung von Medikamenten oder Behandlungsmethoden verwendet werden.

Für gesundheitliche Schäden oder Nachteile die durch den Missbrauch der Informationen in diesem Buch entstehen, kann weder der Autor noch der Verlag oder Herausgeber zur Verantwortung gezogen werden.

Liebe Leserin, lieber Leser,

Der Mangel an Vitamin D_3 gilt in Deutschland und Europa bedingt durch unsere klimatische Lage als eine der häufigsten Mangelerscheinung.

Ich heiße Anna Nilsson und freue mich über Dein Interesse am Thema Vitamin-D. Ich werde Dich in diesem Buch über den Vitamin-D_3-Mangel aufklären und Dir dabei mein persönliches Erfolgsrezept verraten. Wenn Du meinen Rat befolgst wirst Du wahrscheinlich niemals mehr unter einem Vitamin-D-Mangel zu leiden haben.

Keine Angst vor Vitamin-D

Ich werde in diesem Buch nicht, wie viele andere unbegründete Ängste schüren, sondern sachlich zum Thema informieren und meine persönliche Erfolgs-Methoden darlegen.

Fakt ist:

Nach Schätzungen von Experten besitzt mehr als die Hälfte der Bevölkerung in der kalten Jahreszeit einen zu geringen Vitamin-D-Spiegel. Bei älteren Personen fällt Studien zufolge die Häufigkeit des Mangels nochmals höher aus.

Die medizinische Forschung verzeichnete in den letzten Jahren deutliche Fortschritte. Infolgedessen wissen wir, welche große Bedeutung Vitamin D_3 für den menschlichen Körper besitzt. Deswegen ist es wichtig, dass Du Dich intensiv mit der Thematik auseinandersetzt.

Mein erster Rat ist deshalb auch immer, eine Behandlung mit D3 Zusatzpräparaten grundsätzlich erst nach der Bestimmung deines Vitamin-D Spiegels mit einem Arzt Deines Vertrauens abzustimmen.

Was erwartet Dich

Du erhältst im weiteren Verlauf des Buches wertvolle Informationen, die Dich bei einer ausreichenden Versorgung mit Vitamin D_3 unterstützen. Mit dem neu gewonnenen Wissen, praktischen Ratschlägen und meinen persönlichen Erfahrungsbereichen vermeidest Du dauerhaft einen Mangel an Vitamin D_3.

Das wichtige Vitamin D_3 verantwortet den Einbau von Kalzium in die Knochen. Daneben wirkt es sich auf das Immunsystem und die Psyche aus. Eine mangelhafte Versorgung mit Cholecalciferol begünstigt zahlreiche Erkrankungen. Dazu gehören beispielsweise Diabetes, Osteoporose und Krebs.

Trotz der bedeutenden Funktionen des vorgestellten Vitamins stelle ich bei meinen Patienten häufig bedenkliche Wissenslücken bezüglich Vitamin D_3 fest. Eines der größten Irrtümer bezieht sich auf die Bildung des Cholecalciferols.

Zahlreiche Personen gehen davon aus, sie deckten mit einer ausgewogenen Ernährung ihren Vitamin-D_3-Bedarf. Das trifft nicht zu, denn unser Körper stellt den Großteil der benötigten Menge selbst her. Die Produktion findet ausschließlich statt, wenn UV-B-Strahlen der Sonne zur Mittagszeit auf die Haut treffen. Zu besagter Tageszeit halten wir uns in der Regel in Gebäuden auf – in der Schule, an der Universität oder im Büro.

Die geschilderten Umstände verdeutlichen, warum es oft zu Mangel-Erscheinungen kommt. Angesichts der gravierenden Auswirkungen eines Vitamin-D_3-Mangels in Form der genannten Folge-Erkrankungen verfasse ich dieses Buch.

Das Buch unterteilt sich in zwei große Kapitel. Im ersten Kapitel kläre ich Dich ausführlich über die neuesten Erkenntnisse der medizinischen Wissenschaft auf dem Gebiet der Vitamin-D_3-Forschung auf.

Hierbei beginne ich mit den wichtigsten Fakten. Ich erläuterte Dir, wie Dein Körper Vitamin D_3 aufnimmt beziehungsweise selbst produziert. Daraufhin erwarten Dich Informationen, wie der Mangel an Vitamin D_3 entsteht und wie Du Deinen persönlichen D_3-Spiegel testest.

Auf die medizinischen Erklärungen folgt das zweite große Kapitel des Buchs. Ich gebe Dir konkrete Ratschläge, mit denen Du dauerhaft einen Vitamin-D_3-Mangel vermeidest. Diesbezüglich greife ich auf meine eigenen Erfahrungen zurück.

Ich berichte Dir, welche Maßnahmen ich persönlich ergreife, um einen hohen Vitamin-D-Spiegel bei mir zu gewährleisten. Selbstverständlich fließen Erkenntnisse aus meiner Mediziner-Tätigkeit und der damit verbundenen erfolgreichen Behandlung von Patienten ein.

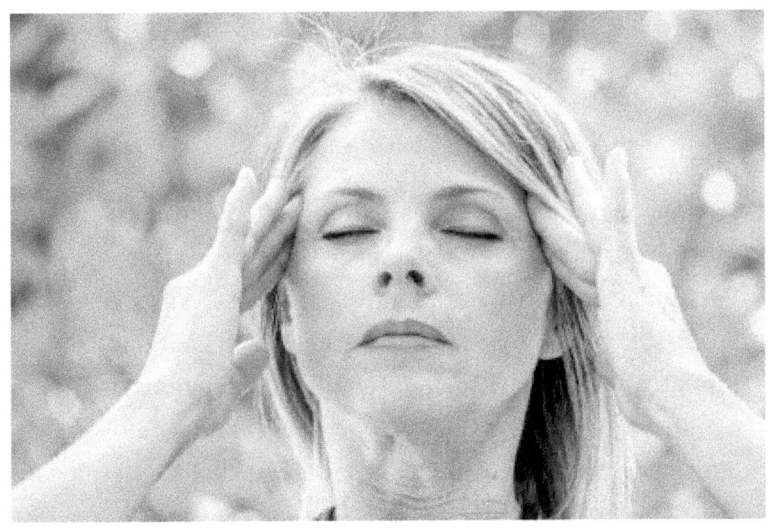

D3 und Stimmungs-Schwankungen // Urheber: comodigit / 123RF.com

Fakten zu Vitamin D_3, der Entstehung des Mangels und der Messung des Blut-Spiegels

Medizinisches Grundlagenwissen über Vitamin D_3

Zunächst erkläre ich Dir die wichtigsten Fakten über Vitamin D_3, das wir in der medizinischen Fachsprache Cholecalciferol nennen. Das erläuterte Fachwissen über die Bildung und die Funktionen des Vitamins hilft Dir, später die Entstehung des Mangels nachzuvollziehen.

Gleichzeitig bekommst Du ein Gefühl dafür, wie wichtig es ist, auf eine ausreichende Versorgung zu achten.

Streng genommen besitzt das vorgestellte Vitamin D_3 einen falschen Namen. Als Vitamine nach dem ursprünglichen Verständnis gelten in der Medizin essenzielle organische Stoffe, deren Bedarfsdeckung ausschließlich über die Nahrung erfolgt. Im Gegensatz zu anderen Vitaminen nimmst Du den Großteil des Vitamins D_3 nicht über die Nahrung auf. Stattdessen produziert Dein Körper bis zu 90 Prozent seines Bedarfs über die Haut.

Zutreffender wäre die Bezeichnung "Hormon" anstelle von "Vitamin".

In den letzten Jahren verzeichnete die medizinische Forschung deutliche Fortschritte in der Untersuchung von Vitamin D_3. Seitdem existieren zahlreiche neue Erkenntnisse über das lange Zeit unterschätzte Cholecalciferol.

Es übernimmt in Deinem Körper weitaus mehr Funktionen als bisher angenommen. In dessen Folge hängt die ausreichende oder mangelhafte Vitamin-D_3-Versorgung mit zahlreichen Krankheiten zusammen. Darüber kläre ich Dich an späterer Stelle auf. Zuvor beginnen wir chronologisch mit der Entstehung beziehungsweise Bildung von Vitamin D_3.

Produktion von Vitamin D₃ über die UV-B-Strahlen der Sonne

Wie bereits erwähnt, deckt Dein Körper bis zu 90 Prozent seines Vitamin-D-Bedarfs über die eigene Herstellung.

Lediglich den kleinen verbleibenden Anteil von rund zehn Prozent nimmst Du über Nahrungsmittel oder die Sonneneinwirkung auf.

Vielen Personen fehlt das Bewusstsein für die geschilderte Tatsache. Aus dem Grund kommt es zum häufigen Auftreten des Defizits. Bei der irrtümlichen Annahme, mit einer ausgewogenen Ernährung entstehe kein Vitamin-D-Mangel, handelt es sich um einen Trugschluss.

Die körpereigene Synthese von Vitamin D_3 erfolgt über die Haut mithilfe von UV-B-Strahlen der Sonne. Das setzt den direkten, ungeschützten Kontakt der Sonnenstrahlen mit der Haut voraus. Die Verwendung von Sonnenschutz-Produkten reduziert die Herstellung drastisch.

Infolge der Sonnen-Einstrahlung entsteht in der Haut die Endstufe von Vitamin D_3 – das sogenannte "Sonnenhormon". Wie Du Dir sicher schon denkst, benötigt Dein Körper hierfür einen Stoff, aus dem er das Vitamin herstellt. Dabei handelt es sich um eine Vorstufe, die aus Cholesterin besteht. Das erforderliche Cholesterin stammt ebenfalls aus der körpereigenen Produktion. Alternativ nehmen wir es über die Nahrung auf.

Die für die Produktion notwendige Vorstufe liegt in Form von 7-Dehydrocholesterin vor. Dein Körper besitzt das besagte Molekül in ausreichender Menge. Die höchsten Konzentrationen von 7-Dehydrocholsterin befinden sich in der Haut. UV-B-Strahlen der Sonne mit einer Wellenlänge zwischen 290 und 315 Nanometer spalten die Vorstufe. Dadurch entsteht das sogenannte Prävitamin D_3. Daran schließt sich eine vom Licht unabhängige thermische Isomerisierung (Umwandlung) an, aus der Vitamin D_3 hervorgeht.

Ich betone an dieser Stelle nochmals: Du besitzt genügend von der benötigten Vorstufe namens 7-Dehydrocholsterin, um Deinen Vitamin-D_3-Bedarf zu decken. Die für den Körper verwertbare Form entsteht erst, wenn UV-B-Strahlen die Spaltung veranlassen.

Transport im Blut und Speicherform des Vitamins

Das durch die UV-B-Strahlen produzierte Vitamin D_3 gelangt im nächsten Schritt in das Blut. Mithilfe des Vitamin-D-indenden Proteins (kurz DBP) findet ein Transport in die Leber statt.

In den Mikrosomen der Leber hydroxyliert das Vitamin D_3 unter der Einwirkung eines Enzyms zu Calcidiol. Letztgenanntes stellt die Speicherform von Vitamin D_3 dar.

Die Speicherform benötigt Dein Körper, da Du Dich tagsüber vergleichsweise wenig in der Sonne aufhältst. Du verfügst über einen Speicher für Vitamin D_3, den Du mithilfe der UV-B-

Strahlen füllst. Dank Calcidiol überbrückt Dein Körper Phasen, in denen keine Spaltung von Cholesterin stattfindet.

Das Calcidiol gelangt mithilfe des Vitamin-D-bindenden Proteins an die Zielorte, an denen Dein Körper den Stoff benötigt. In den entsprechenden Geweben findet eine Aktivierung der Speicherform statt. Dadurch entsteht aus Calcidiol die aktive Vitamin-D_3-Form Calcitriol.

Das Calcitriol entfaltet in den Zellen seine Wirkung, indem es sich an einen passenden Rezeptor bindet. Dieser transportiert das Vitamin D_3 in den Zellkern, wo es an die dortige DNA assoziiert. Der Vorgang verändert die biologische Transkription und dadurch die Proteinsynthese.

Auf diese Weise agiert das Vitamin D_3 in Deinem Körper, denn die veränderte Proteinsynthese führt zu unterschiedlichen biologischen Wirkungen.

Erläuterungen zur Entstehung und den Folgen des Vitamin-D_3-Mangels

Im nächsten Abschnitt gehe ich näher darauf ein, wie der Vitamin-D_3-Mangel entsteht. Das grundlegende Prinzip ist denkbar einfach. Es liegt ein Mangel vor, wenn die vorhandene Vitamin-D_3-Menge den Bedarf Deines Körpers unterschreitet.

Da ich schon mehrfach betonte, welcher Anteil auf die Synthese über die Haut zurückfällt, präzisiere ich die Aussage: Der Vitamin-D_3-Mangel entsteht, wenn Du Dich zu wenig in der Sonne aufhältst. Konkrete Informationen und Empfehlungen über die täglichen Aufenthalte in der Sonne gebe ich Dir an späterer Stelle im zweiten großen Kapitel.

So kommt es zum D3 Mangel:

Die vorhandene Vitamin-D_3-Menge unterschreitet Ihren Bedarf.

Folglich hängt der Mangel davon ab, wie sich Dein vorhandener Vitamin-D_3-Spiegel in Relation zum notwendigen Bedarf Deines Körpers verhält. Anfangs erwähnte ich, welche Fortschritte und neue Entdeckungen die medizinische Forschung derzeit auf dem Gebiet von Vitamin D_3 vorweist.

Die neu gewonnenen Erkenntnisse betreffen unter anderem den Vitamin-D_3-Tagesbedarf.

Dementsprechend kam es in den letzten Jahren zu einer Erhöhung der offiziell empfohlenen Zufuhr. Mehrere Jahrzehnte lang betrug die Empfehlung 400 Internationale Einheiten (kurz I. E.).

Das entspricht umgerechnet zehn Mikrogramm an Vitamin D_3. Vor einigen Jahren folgten die verantwortlichen Einrichtungen den Erkenntnis-Gewinnen der Forscher und erhöhten die täglich empfohlene Menge auf 800 I. E. (20 Mikrogramm).

Uneinigkeit über den tatsächlichen Tagesbedarf

Allerdings fällt Deine tatsächlich benötigte Vitamin-D_3-Zufuhr pro Tag wohl nochmals erheblich höher aus. Experten publizierten im März 2015 eine Studie, in der sie bei der bisher gültigen Tagesempfehlung von 800 I. E. von einem Rechenfehler ausgehen.

Ihrer Meinung nach verschätzt sich die derzeit offiziell gültige Empfehlung um den Faktor 10. Deshalb plädieren sie für eine weitere Erhöhung auf 7.000 bis 10.000 I. E. Bis jetzt (Mai 2015) leisteten die für die offizielle Empfehlung verantwortlichen Organisationen der Aufforderung noch nicht Folge. Aus diesem Grund gilt aktuell weiterhin die empfohlene Tagesdosis in Höhe von 800 I. E.

Nach dem Exkurs über die Tagesdosis kommen wir zurück zur Entstehung des Vitamin-D_3-Mangels. Wie bereits erwähnt, leidest Du unter einer mangelhaften Versorgung, sofern Deine Haut zu wenig Vitamin D_3 produziert.

Einen geringen Prozentsatz Deines Bedarfes deckst Du zudem über die Nahrung. Deshalb spielt der Konsum von an Vitamin D reichen Lebensmitteln eine (untergeordnete) Rolle bei der besagten Thematik.

Vitamin-D-Dosierung laut der DGE

Die Deutsche Gesellschaft für Ernährung (DGE) empfiehlt bei einer unzureichenden Versorgung mit Vitamin D durch die Sonnen-Einstrahlung eine Supplementierung mit 800 Internationalen Einheiten (IE). Diese Vitamin-D-Dosierung gilt für Heranwachsende, Kinder, Erwachsene, Schwangere und Stillende sowie für Senioren.

Für Säuglinge liegt der Bedarf bei 400 IE. Nach Experten-Meinungen ist dieser Dosierungs-Vorschlag zu gering. Die Werte stellen die Mindesteinnahme pro Tag dar, und reichen nicht aus, um einer Rachitis vorzubeugen. Interessierte erhalten in diesem Artikel wichtige Hinweise zur richtigen Supplementierung.

Vitamin D verhindert Krebs, Diabetes und multiple Sklerose

Die DGE legte als Richtlinie für die Vitamin-D-Dosierung eine Supplementierung mit 800 IE für Heranwachsende, Kinder, Erwachsene, Schwangere und Stillende sowie für Senioren fest. Für Säugling gilt ein Bedarf von 400 IE. Diese Werte sind nach neuesten Erkenntnissen zu gering angesetzt und reichen nicht aus, um den Körper optimal zu versorgen. Zusätzlich zum Vitamin D nehmen Patienten Magnesium und Vitamin K auf, um gesundheitliche Schäden zu vermeiden und, um das Supplement optimal aufzunehmen. Studien belegen eine positive Wirkung von einer täglichen Einnahme von 4.000 IE bis 8.000 IE. Sie verhindert Krebs, multiple Sklerose und Diabetes Typ-1. Nebenwirkungen treten selbst in hohen Dosen bei sachgemäßer Anwendung und Kontrolle durch einen Arzt nicht auf.

Vitamin-D-Dosierung ohne Blut-Test

Um die optimale Menge des Präparates zu sich zu nehmen, bestehen zwei Möglichkeiten. Liegt kein Blut-Test vor, empfiehlt sich folgende Einnahme:

Babys	400 IE
Kinder ab einem Jahr	1.000 IE
Heranwachsende	1.000 IE pro zwölf Kilogramm Körpergewicht
Erwachsene	5.000 IE bei einem Gewicht von durchschnittlich 70 Kilogramm
Schwangere	4.000 IE bis 6.000 IE

Experten empfehlen diese Mengen, um einen optimalen 25(OH)D Wert von 60 ng/ml zu gewährleisten. Diesen gilt es dauerhaft aufrechtzuerhalten. Anwender dosieren das Vitamin-D ganzjährig, täglich in den gleichen Mengen. Ausnahmen gelten für Personen, die sich mehr als dreimal pro Woche bis zu zwanzig Minuten in Badebekleidung in der Mittagssonne aufhalten. Der Körper produziert vor allem im Sommer ausreichend Vitamin D über die Haut. Eine zusätzliche Einnahme ist unnötig.

Vitamin K zur Unterstützung der Supplementierung

Mediziner empfehlen die zusätzliche Einnahme von Vitamin K. Bei einer niedrigen Vitamin-D-Dosierung nehmen Patienten zusätzlich 100 mcg Vitamin K_2 ein. Bei einer höheren Zufuhr von mehr als 5.000 IE nehmen sie zusätzlich täglich 200 mcg. Die Einnahme des Vitamin K gewährleistet, dass sich das durch das Vitamin D aufgenommene Kalzium nicht in den Arterien ablagert und zu einer Hyperkalzämie führt. Am Anfang empfehlen Ärzte zusätzlich die Einnahme von Magnesium, da bei einem Mangel des Stoffes der Körper das Vitamin D nicht aufnimmt. Viele Ergänzungsmittel enthalten beide Stoffe in ausreichender Menge.

Studien belegen positive Wirkung höherer Vitamin-D-Gaben

Beachtenswert ist die Studie "Vitamin D Supplement Doses and Serum 25-Hydroxyvitamin D in the Range Associated with Cancer Prevention" von Wissenschaftlern der Universität Kalifornien, der Universität San Diego und der Creighton-Universität in Omaha. Sie wiesen nach, dass täglich 4.000 IE bis 8.000 IE des Vitamin D Krebs, multiple Sklerose und Diabetes Typ-1 verhindern. Die Empfehlung des DGE zum Dosieren des Vitamin-D reicht nicht aus. Dr. Cedric Garland und Kollegen untersuchten dazu 3.667 Freiwillige, die Nahrungs-Ergänzungsmittel einnahmen. Ebenso erwiesen sie bei den Tests, dass eine hohe Dosierung des Vitamins keinerlei Nebenwirkungen auslöst.

Vitamin D dosieren mit Blut-Test

Um den Vitamin-D-Spiegel zu bestimmen, erfolgt ein 25(OH)D-Blut-Test. Die Untersuchung gibt Aufschluss darüber, wie viel Vitamin D der Patient benötigt und in welcher Darreichungsform. Die Resorption unterscheidet sich bei den Patienten. Daher entstehen unterschiedliche 25(OH)D Werte bei gleicher Vitamin-D-Zufuhr. Ebenso variiert die Fähigkeit das durch Sonnen-Einstrahlung aufgenommene Vitamin aufzubauen. Gleiches gilt für die Aufnahme von nahrungsergänzenden Mitteln. Zu den beeinflussenden Faktoren gehören Hautfarbe, Körpergewicht, Alter, der Lebensstil, die Intensität der Sonne, der individuelle Bedarf, die Aufnahme-Fähigkeit und der Stoffwechsel des Körpers.

Dosierungs-Empfehlungen von der Vitamin D Council Organisation

Patienten mit einem **Wert unter zehn ng/ml** leiden an einem starken Vitamin-D-Mangel. Er stellt ein gesundheitliches Risiko dar, da nicht genug Kalzium ins Blut gelangt. Dies schwächt nachhaltig die Muskelkraft und die Bewegungs-Koordination. Knochen beginnen zu erweichen.

Dr. John J. Cannell ist Gründer der Organisation und spricht folgende Empfehlungen für das Dosieren des Vitamin D nach gemessenem 25(OH)D-Wert aus, um den Wert, um 10 ng/ml zu erhöhen:

20 ng/ml	1.000 IE
30 ng/ml	2.200 IE
40 ng/ml	3.600 IE
50 ng/ml	5.300 IE
60 ng/ml	7.400 IE
70 ng/ml	10.100 IE

Für Patienten mit einem **Wert zwischen zehn bis 20 ng/ml** besteht ein Vitamin-Mangel. Er führt langfristig zu Osteoporose. In den meisten Fällen ist die Konzentration des Parat-Hormons im Blut erhöht, der den Kalzium- und Phosphor-Spiegel anpasst. Zur Erhöhung desselben auf mindestens 15 ng/ml und mehr gelten folgende Werte:

20 ng/ml	500 IE
30 ng/ml	1.700 IE
40 ng/ml	3.200 IE
50 ng/ml	4.900 IE
60 ng/ml	7.000 IE
70 ng/ml	9.700 IE

Generell gilt ein **Wert zwischen 20 – 30 ng/ml** als akzeptabel. Das Vitamin D Council sieht ihn nach wie vor als zu gering an, da das Parat-Hormon eventuell die Kalzium-Aufnahme stört. Um eine Erhöhung auf 25 ng/ml und mehr herbeizuführen, dosieren Patienten das Supplement wie folgt:

30 ng/ml	600 IE
40 ng/ml	2.000 IE
50 ng/ml	3.700 IE
60 ng/ml	5.800 IE
70 ng/ml	8.600 IE

30 – 40 ng/ml gelten als Normalwert. Dieser Vitamin-D-Wert reicht aus, um genügend Kalzium aufzunehmen. Forschungen belegen ein stärkeres Immunsystem und eine geringere Zahl an Infekten bei Erreichen des Normalwertes. Im Winter benötigt der Körper höhere Dosen. Um einen Optimalwert von 35 ng/ml oder mehr zu erzielen, nehmen Patienten täglich folgende Mengen ein:

40 ng/ml	800 IE
50 ng/ml	2.500 IE
60 ng/ml	4.600 IE
70 ng/ml	7.300 IE

Werte zwischen 40 – 50 ng/ml stehen im Zusammenhang mit einem reduzierten Krebs-Risiko und einem optimalen Herz-Kreislauf-System. Forschungs-Ergebnisse beweisen ein gestärktes Immunsystem und eine geringere Anfälligkeit gegenüber Infekten. Für eine bestmögliche Gesundheit reichen 60 ng/ml aus. Wissenschaftler wiesen bisher keinen Vorteil von höheren Werten nach. Wichtig ist die tägliche Einnahme der entsprechenden Menge des Präparates. Zur Dosierung des Vitamin D empfiehlt es sich, den Arzt zu konsultieren. Er bestimmt die unbedenkliche Supplementierung. Eine tägliche Portion Sonne erhöht den gesundheitsfördernden Effekt.

Leere Vitamin-D_3-Speicher führen zu einem Mangel

An dieser Stelle denkst Du möglicherweise an die berechtigte Frage, ob es im Winter zwangsläufig immer zu einem Vitamin-D-Mangel kommt. Schließlich steht im vorherigen Absatz, dass ein Mangel vorliegt, wenn Du zu wenig Vitamin D_3 über die Haut produzierst.

In der kalten Jahreszeit zeigt sich die Sonne selten. Dementsprechend fehlt der Kontakt Deiner Haut mit den UV-B-Strahlen. Glücklicherweise verfügt Dein Körper über die Fähigkeit, Vitamin D_3 über längere Zeit zu speichern.

Hältst Du Dich im Sommer in der Sonne auf, spalten die UV-B-Strahlen in 20 bis 30 Minuten eine große Menge der D_3-Vorstufe. Die produzierte Dosis übersteigt Deinen Tagesbedarf.

Das überschüssige, vorerst nicht benötigte Vitamin D_3 speicherst Du. Die kurzfristige Speicherung über Calcidiol erläuterte ich Dir bereits. Mit Calcidiol speichert Dein Körper das Vitamin D_3 für eine kurze Zeitspanne nach der Produktion. Zusätzlich verfügst Du über langfristige Speicher-Kapazitäten. Darüber lagerst Du das Vitamin D_3 über mehrere Monate. Auf diese Weise versorgst Du Dich im Winter mit dem wichtigen Stoff.

Dein Körper lagert das im Sommer nicht verbrauchte Vitamin D_3 im Körperfett und im Muskelgewebe ein. Zudem besitzt Deine Leber Kapazitäten zur Speicherung. Bleibt im Winter die Spaltung der Vorstufe aus, gelangt das gespeicherte Vitamin D_3 zurück ins Blut.

Dadurch hält sich der D_3-Spiegel im Blut trotz ausbleibender Produktion auf einem konstanten Niveau.

Theoretisch reichen die verfügbaren Speicher-Kapazitäten aus, um den Winter ohne Vitamin-D_3-Mangel zu überbrücken. Das setzt ausreichend gefüllte Speicher voraus. Andernfalls gehen die Vorräte in der kalten Jahreszeit zur Neige, sofern Du keine entgegenwirkenden Präparate einnimmst. Infolgedessen sinkt Dein Vitamin-D_3-Spiegel im Blut. Bei leeren Speichern liegt ebenfalls ein Mangel an Vitamin D_3 vor.

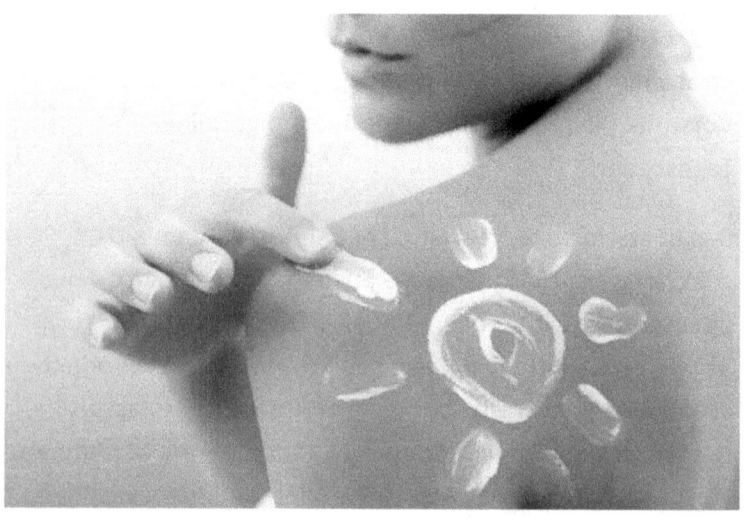

D3 durch Sonne tanken © Markomarcello – Fotolia.com

Risikogruppen mit hoher Anfälligkeit für einen Mangel an Vitamin D_3

Als kurzes Zwischenfazit halte ich fest:

Der Mangel an Vitamin D_3 entsteht, wenn die über die Hautproduktion sowie die Nahrung zugeführte Dosis den Bedarf unterschreitet und gleichzeitig keine gefüllten Speicher vorliegen. Anhand der beiden entscheidenden Faktoren Sonne und Nahrung ergeben sich Risikogruppen, die als besonders gefährdet für den Vitamin-D_3-Mangel gelten.

Dazu gehören ältere Menschen, die sich tendenziell weniger im Freien – und damit in der Sonne – aufhalten. Erschwerend kommt die mit dem Alter einsetzende Haut-Atrophie hinzu.

Letztere reduziert die Spaltung der Vorstufe von Vitamin D_3 in der Haut. Als weitere Risikogruppe gelten Säuglinge. Eltern schützen ihre kleinen Kinder vor direkter Sonnen-Einstrahlung. Durch den vorsichtigen, aber gerechtfertigten Umgang mit der Sonne bleibt die Vitamin-D_3-Produktion aus. Das führt wiederum zu einem mangelhaften Einbau von Kalzium in die Knochen.

Die Krankheit Rachitis entsteht. Aus diesem Grund erhalten Babys täglich Vitamin D_3 in der Menge von 400 bis 500 I. E.

Darüber hinaus steigt bei übergewichtigen Personen das Risiko eines Vitamin-D_3-Mangels. Das überschüssige Vitamin D_3 speichert Dein Körper über die fettlösliche Form von Cholecalciferol – wie oben erklärt – im Fettgewebe.

Bei Übergewicht gelingt es nicht, das gelagerte Vitamin D_3 abzubauen und ins Blut zurückzuführen. Dadurch versagt die Nutzung des gespeicherten Vitamins. Das erhöht bei fettleibigen Personen die Gefahr eines Mangels an Vitamin D_3.

Ferner begünstigen diverse Medikamente einen Vitamin-D_3-Mangel. Hierzu gehören beispielsweise Arzneimittel, die Epileptiker einnehmen. Dasselbe gilt für bestimmte Medikamente, welche sich an Krebs- und HIV-Patienten richten. Zudem reduziert Cortison den Vitamin-D_3-Spiegel.

Symptome des Vitamin-D$_3$-Mangels

Die zahlreichen Folgen eines Vitamin-D$_3$-Mangels

Über Jahrzehnte gingen die Ärzte davon aus, dass die Aufgabe von Vitamin D$_3$ sich auf den Einbau von Kalzium in die Knochen beschränkt. Es galten lediglich Krankheiten wie Rachitis oder Osteoporose als unmittelbare Folgen.

Mittlerweile kennen wir in der Medizin zahlreiche weitere Funktionen. Dementsprechend vielseitig wirkt sich ein Vitamin-D$_3$-Mangel bei Dir aus. Er äußert sich in allgemeinen Symptomen, die teilweise bei anderen Mangelformen ebenfalls auftreten. Des Weiteren steht das Defizit im Zusammenhang mit anderen Krankheiten.

Allgemeine, unspezifische Symptome bei einer Unterversorgung an Vitamin D$_3$

Zu den allgemeinen Symptomen gehört beispielsweise eine reduzierte Leistungsfähigkeit, die mit einem Gefühl der Müdigkeit einhergeht. Zudem neigst Du bei einem Mangel zu Muskelkrämpfen und Verspannungen.

Letztere treten insbesondere im Rücken und im Nacken auf. Mitunter kommt es infolge des Mangels zu Zuckungen an den Augenlidern.

Zu den weiteren Symptomen zählen:

- schnell brechende Fingernägel mit weißen Flecken,
- Kopfschmerzen als Folge körperlicher Anstrengung
- Schwindelgefühle infolge von körperlicher Anstrengung,
- Schlafstörungen,
- Nervosität,
- Schwierigkeiten bei der Konzentration,
- Gelenkschmerzen.

Darüber hinaus reduziert der Vitamin-D_3-Mangel die Immunabwehr des Körpers. Als Folge erhöht sich Deine Anfälligkeit für Infekte.

Die angeführten allgemeinen Symptome gelten als "unspezifisch". Das bedeutet: Die genannten Folgen treten bei weiteren Mangel-Formen ebenfalls auf. Die Antriebslosigkeit, die Infekt-Anfälligkeit und die Konzentrations-Schwäche kennen wir vom Eisenmangel. Die Krämpfe in der Muskulatur und die Nervosität befinden sich in der Auflistung eines Mangels an Magnesium.

Das verleitet bei einer oberflächlichen Betrachtung zu Fehl-Diagnosen und zu einer Therapie des "falschen" Defizits.

Vitamin-D_3-Mangel erhöht das Risiko von Folge-Erkrankungen

Neben den allgemeinen Symptomen verursacht eine mangelhafte Versorgung mit Vitamin D_3 eine Reihe von Krankheiten oder erhöht zumindest das zugehörige Risiko. Es besitzt im Volksmund den Namen "Knochenvitamin".

Die Bezeichnung geht auf die schon lange bekannte Funktion beim Aufbau der Knochen zurück. Du benötigst Vitamin D_3, um Kalzium in sie einzubauen. Dadurch bekommen die Knochen ihre Stabilität. Gleichzeitig fördert es die Entwicklung und das Wachstum derselben.

Zusätzlich wirkt Vitamin D_3 der Bildung eines Hormons entgegen, welches den Knochenabbau anregt. Folglich hemmt es Prozesse, die Deine Knochen zurückbilden. Ein Mangel an Vitamin D_3 begünstigt die beiden Knochen-Erkrankungen Rachitis (bei Säuglingen) sowie Osteoporose (Schwund der Knochen).

Darüber hinaus hängt der Vitamin-D-Spiegel mit der durch die Muskeln realisierten Kraft und Deiner daraus resultierenden Stabilität zusammen. Vitamin D_3 trägt zum Anstieg Deiner Muskelmasse bei. Das verbessert Deine Koordination und senkt die Gefahr von Stürzen.

Jüngste medizinische Forschungen bringen Vitamin D_3 mit Krankheiten wie Krebs, Diabetes und Herz-Kreislauf-Schwäche in Verbindung. Demnach steigt mit einem Vitamin-D_3-Ma· das Risiko, an Krebs zu erkranken.

Die Studien legen einen Zusammenhang mit Brust-, Prostata-, Darm-, Eierstock-, Leber- und Hautkrebs nahe. Ferner deuten die Forschungs-Ergebnisse darauf hin, dass ein niedriger Vitamin-D_3-Spiegel Diabetes mellitus begünstigt.

Demnach existiert neben dem Übergewicht ein zweiter entscheidender Faktor für die Entstehung von Diabetes.

Daneben beschäftigen sich die Herzforscher mit dem Sonnenhormon. In Studien stieg das Risiko für eine koronare Herzkrankheit (betrifft die Herzkranzgefäße) bei einem niedrigen Vitamin-D_3-Spiegel deutlich an.

Gleichzeitig fiel die Gefahr eines Herzinfarktes bei den untersuchten Patienten mit einem Vitamin-D_3-Mangel höher aus. Darüber hinaus nehmen Experten an, der Mangel am Sonnenhormon begünstige Bluthochdruck.

Die vielseitigen Wirkungen von Vitamin D_3 im Körper betreffen unter anderem das Immunsystem. Es aktiviert die T-Zellen und beeinflusst somit die Abwehr von Infekten.

Daraus resultiert die erhöhte Anfälligkeit für Infekte bei einem Vitamin-D_3-Mangel. Experten gehen davon aus, dass Vitamin D_3 übermäßige Reaktionen des Immunsystems verhindert.

Aus dieser Tatsache heraus ergibt sich eine Verbindung zwischen dem Hormon und Autoimmun-Erkrankungen wie multiple Sklerose.

Zum Ende meiner Erläuterungen über die Folgen des Vitamin-D_3-Mangels und den daraus resultierenden Krankheiten weise ich Dich noch einmal ausdrücklich auf folgende Situation hin:

Die Forschungen über die Korrelationen zwischen Vitamin D_3 und den Krankheiten wie Krebs oder Diabetes befinden sich noch in ihren Anfängen.

Zwar legen zahlreiche neue Studien die angeführten Erkenntnisse nahe, dennoch äußern umgekehrt andere Experten ihre Zweifel. Es bleibt abzuwarten, welche weiteren Erkenntnis-Gewinne die Forscher in den nächsten Jahrzehnten auf dem betreffenden Gebiet publizieren.

Diagnose des Vitamin-D_3-Mangels:

Calcidiol-Spiegel im Blut messen

Die vorangegangenen Ausführungen über die vielseitigen Folgen eines Vitamin-D_3-Mangels verdeutlichen die Wichtigkeit einer Therapie oder der Prävention.

Sofern ein Mangel vorliegt, besteht nach der Diagnose Bedarf an einer geeigneten Behandlung. Angesichts der allgemeinen, unspezifischen Symptome des Vitamin-D_3-Mangels fällt eine Diagnose über die sichtbaren Folgen schwer. Diesbezüglich besteht die Gefahr der Verwechslung mit anderen Mangel-Erscheinungen.

Stattdessen empfiehlt sich die Diagnose mithilfe des Vitamin-D_3-Spiegels. Im Idealfall ergreifst Du, bevor es zu einem Defizit kommt, geeignete Maßnahmen, um Deinen Vitamin-D_3-Spiegel auf einem konstant hohen Niveau zu halten.

In beiden Situationen – bei der Therapie oder der Prävention – existiert die Notwendigkeit, Deinen Vitamin-D_3-Haushalt zu messen. Diesbezüglich interessiert uns der Calcidiol-Spiegel.

Hierbei ermitteln wir in der Medizin den Anteil von Calcidiol, der Speicherform von Vitamin D_3. Schließlich wandelt Deine Leber das produzierte Sonnenhormon in kurzer Zeit in Calcidiol um. Dieses kommt in der Blutzirkulation auf eine Halbwertszeit von bis zu zwei Monaten. Deshalb bietet sich die Speicherform an, um Erkenntnisse über Deine konkrete Vitamin-D_3-Versorgung zu gewinnen.

D_3-Spiegel mithilfe eines Kits selbst messen

Um Deinen Vitamin-D_3-Spiegel zu messen, besitzt Du zwei Optionen. Zum einen besteht die Möglichkeit, Deinen Hausarzt aufzusuchen und ihn um eine Messung zu bitten.

Der Arzt nimmt Dir Blut ab und schickt die Probe ins Labor.

Zum anderen bieten wir Dir einen cerascreen Test mit dem Du selbst einen Vitamin-D_3-Bluttest direkt bei Dir zuhause durchführen kannst.

Anzeige

Vitamin-D-Test für zuhause:

http://www.vitamindmangel.net/vitamin-d-bluttest

- Vitamin-D-Test zur Bestimmung des eigenen Vitamin-D-Haushalts bequem von zu Hause aus
- Rückgabe bis 120 Tage nach Kauf
- Test kann problemlos und einfach von zu Hause aus angewandt werden
- Durchschnittlich nach 2 Tagen Ergebniss
- Versandkostenfrei zu Ihnen nach Haus
- Test wird in einem fachlich kompetenten Labor durchgeführt und ausgewertet

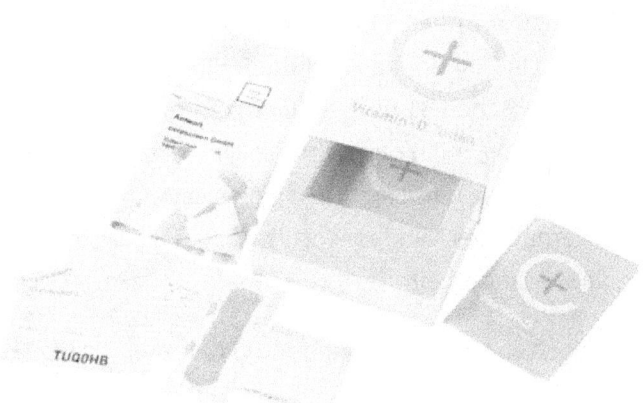

Das Kit besteht aus einem Set, mit welchem Du Dir Blut abnimmst. Zusätzlich enthält es einen Beutel, um die Blutprobe an das Labor zu schicken. In der Regel entstehen hierfür keine zusätzlichen Portokosten. Dem Test-Kit liegt eine ausführliche Anleitung bei. Darin findest Du exakte Anweisungen über das konkrete Vorgehen bei der Blutabnahme.

Vitamin-D$_3$-Spiegel

Interpretation des Vitamin-D$_3$-Spiegels und der zugehörige Normbereich

Nach der Blutabnahme verpackst Du den Test im Beutel. Innerhalb weniger Tage antwortet Dir das Labor und schickt Dir eine ausführliche Auswertung Deiner Probe.

Durchschnittlich erhalten die Kunden ihr Ergebnis nach zwei Tagen. Der Antwort entnimmst Du die Höhe des Calcidiol-Anteils in Deinem Kapillarblut. Im Idealfall bewegt sich der Wert zwischen 31 und 39 Nanogramm pro Milliliter Blut (Einheit: ng/ml). Folgerichtig stellen die 31 ng/ml die Untergrenze dar. Liegt Dein gemessener Vitamin-D$_3$-Spiegel unterhalb des Mindestwertes, setzen die ersten Symptome eines Mangels ein.

Einige Labore verwenden für die Calcidiol-Konzentration eine andere Einheit. Deswegen triffst Du möglicherweise auf Werte, welche den Vitamin-D$_3$-Spiegel in "Nanomol pro Liter" (nmol/l) angeben. Derartige Werte rechnest Du in Nanogramm pro Milliliter um, indem Du sie mit dem Faktor 2,5 multiplizierst.

Das bedeutet:

> 31 ng/ml entsprechen ungefähr 78 nmol/l,
> 39 ng/ml entsprechen ungefähr 98 nmol/.

Bei erniedrigten D_3-Werten zwischen 20 und 30 ng/ml sprechen wir in der Medizin von einem relativen Mangel. In diesem Fall handelt es sich um eine sogenannte Vitamin-D_3-Insuffizienz.

Bei einer Insuffizienz bewegt sich Dein Spiegel zwischen einem definitiven Mangel und dem Schwellenwert des Normbereichs.

Der definitive, langfristig relevante Vitamin-D_3-Mangel liegt bei Werten unterhalb von 20 Nanogramm pro Mikroliter vor.

Fällt der D_3-Spiegel unter 11 ng/ml, diagnostizieren wir Mediziner eine ernsthafte Gefahr für Osteomalazie. Der Begriff bezeichnet die Erweichung der Knochen, die mit dumpfen, anhaltenden Schmerzen einhergeht.

Das vorgestellte Kit bietet sich an, um mit wenig Aufwand den persönlichen Vitamin-D_3-Spiegel zu bestimmen. Dadurch erkennst Du, ob bei Dir eine Unterversorgung vorliegt.

Im zweiten Kapitel des Buchs gebe ich Dir konkrete Ratschläge, mit deren Hilfe Du den Vitamin-D_3-Mangel dauerhaft vermeidest. Folglich eignet sich das Kit ebenfalls, um die Effektivität der von Dir ergriffenen Maßnahmen zu kontrollieren.

Konkrete Maßnahmen und Tipps

Mittlerweile weißt Du ausführlich und detailliert über Vitamin D_3 Bescheid. Du kennst die Fakten über die Produktion des Sonnenhormons und Du verfügst über das erforderliche Wissen zur Entstehung des Mangels. Darüber hinaus besitzt Du einen Überblick über die weitreichenden Folgen einer Unterversorgung an Vitamin D_3. Zuletzt erklärte ich Dir, wie Du Deinen D_3-Spiegel überprüfst.

Jetzt gilt es, das neu gewonnene Wissen zu nutzen und den Vitamin-D_3-Mangel auf Dauer zu vermeiden. Im folgenden zweiten Kapitel gehe ich umfassend auf konkrete Maßnahmen und Tipps ein. Ich berichte Dir von meinen Erfahrungen und informiere Dich, mit welchen Handlungen ich persönlich den Vitamin-D_3-Spiegel auf einem gesunden Niveau halte.

Wichtigste Maßnahme gegen Vitamin-D_3-Mangel: regelmäßige Aufenthalte in der Sonne

Im ersten Kapitel habe ich Dich oft auf die Rolle der Sonne bei der Herstellung von Vitamin D_3 hingewiesen. Den Großteil Deines täglichen Bedarfs deckst Du, indem die UV-B-Strahlung die D_3-Vorstufe aus Cholesterin spaltet.

Deswegen dürfte es Dich nicht weiter verwundern, dass ich bei den Maßnahmen zur Prävention des Vitamin-D_3-Mangels als Erstes – und sehr detailliert – auf die Sonnen-Aufenthalte eingehe.

Ich persönlich achte stets darauf, mich bei gutem Wetter ausreichend in der Sonne aufzuhalten. Dadurch rege ich meine Vitamin-D_3-Produktion auf natürliche Weise an.

Die Rechnung ist denkbar einfach: Bezieht Dein Körper bis zu 90 Prozent der benötigten Menge über die Haut, deckst Du mit dem Aufenthalt in der Sonne bereits den größten Teil Deines Tagesbedarfs.

In den nächsten Absätzen folgen umfangreiche Erläuterungen, die sich mit dem "richtigen" Sonnenbaden im Hinblick auf die Vitamin-D_3-Herstellung befassen.

Die Intensität der Sonne variiert über den Tagesverlauf. Deshalb beeinflusst die Tageszeit maßgeblich die Cholesterin-Spaltung in den Hautzellen. Außerdem kläre ich Dich über die unerwünschte Wirkung von Sonnencremes aus Sicht der D_3-Synthese auf.

Einflussfaktoren auf die Vitamin-D_3-Produktion in der Haut

Die Effektivität der körpereigenen Vitamin-D_3-Synthese hängt von unterschiedlichen Faktoren ab.

Dazu gehört:

- der Breitengrad,
- die Uhrzeit,
- die Jahreszeit,
- die Witterung,
- die Aufenthaltsdauer in der Sonne
- und Deine Kleidung.

Angesichts des Einflusses der genannten Faktoren variiert die individuelle Herstellung von Vitamin D_3 in der Sonne stark. Gleichwohl möchte ich Dir konkrete Empfehlungen zum täglichen Aufenthalt in der Sonne mit auf den Weg geben. Derartige Orientierungs-Werte erleichtern es Dir, den Mangel an Vitamin D_3 zu vermeiden. Bedenke aber, dass es sich um ungefähre Zeitangaben handelt.

Vernachlässige die aktuelle Ausprägung der genannten Einflussgrößen in Deiner jeweiligen Situation nicht.

Meine Konkrete Empfehlungen der Umsetzung im Tagesablauf:

20 bis 30 Minuten Aufenthalt in der Sonne in den Monaten April bis September

Ich rate Dir in der warmen Jahreszeit zu einem täglichen Aufenthalt in der Sonne von 20 bis 30 Minuten. Die Angabe gilt für den geografischen Raum der Bundesrepublik Deutschland.

Außerdem nehme ich dabei an, dass die UV-B-Strahlen ein Viertel Deiner gesamten Oberfläche des Körpers direkt erreichen. Letzteres setzt neben dem Gesicht teilweise unbedeckte Arme und Beine voraus. Trägst Du währenddessen einen langarmigen Pullover, reicht die genannte Zeitspanne nicht aus, um genug Vitamin D_3 zu produzieren.

Darüber hinaus hängt die empfohlene Dauer (von bis zu 30 Minuten) wesentlich vom Stand der Sonne ab.

Die Höhe des Sonnenstandes gilt als einer der entscheidenden Faktoren für die Produktion von Vitamin D_3 in der Haut. Hintergrund: Mit dem Stand der Sonne variiert der Anteil der UV-B-Strahlen.

Ein niedriger Sonnenstand geht mit einem hohen Anteil an UV-A-Strahlen einher. Als Folge dessen treffen zu wenig UV-B-Strahlen auf Deine Haut. Der UV-A-Strahlung fehlt die Fähigkeit, Cholesterin in Vitamin D_3 zu spalten.

Hinsichtlich des Sonnenstandes unterscheiden wir zwischen dem jahres- und dem tageszeitlichen Lauf der Sonne. Das Verhältnis von UV-B- zu UV-A-Strahlen verändert sich mit der Uhrzeit. Darüber hinaus spielt die Jahreszeit eine wesentliche Rolle. Beide Punkte erkläre ich Dir ausführlich. Ich beginne zunächst mit der Jahreszeit.

Die Empfehlung von 20 bis 30 Minuten Sonnen-Kontakt pro Tag bezieht sich auf die Monate April bis September. In der restlichen Jahreszeit von Oktober bis März reicht die Intensität der Sonne nicht für eine zuverlässige Produktion von Vitamin D_3 aus. Letztgenannte Tatsache berücksichtigte ich bei den angegebenen 20 bis 30 Minuten bereits.

Sofern Du meiner Empfehlung folgst und Dich täglich über besagte Zeit in der Sonne aufhältst, stellt Deine Haut mehr Vitamin D_3 her als benötigt. Das überschüssige Vitamin D_3 speichert Dein Körper langfristig.

Ausreichend Sonnenkontakt im Sommer führt zu gefüllten Vitamin-D$_3$-Vorräten im Winter

Die 20 bis 30 Minuten täglich genügen, um ausreichend Vorräte anzusammeln. Das führt zu gefüllten Speichern am Ende des Sommers. Auf diese Weise vermeidest Du einen Vitamin-D$_3$-Mangel im darauf folgenden Winter.

Dein Körper kompensiert die ausbleibende Produktion über die Haut, indem er das eingelagerte Vitamin D$_3$ verwendet. Im Umkehrschluss bedeutet das: Bei weniger Sonnenaufenthalt kommt es (spätestens) langfristig zu einem Mangel, wenn in der kalten Jahreszeit die Vorräte zur Neige gehen.

Intensität der UV-B-Strahlen variiert mit der Tageszeit und der Witterung

Neben der Jahreszeit kommt der Tageszeit eine entscheidende Rolle zu. Im Sommer legt die Sonne bei uns am Himmel einen beachtlichen Weg zurück. An heißen Tagen empfinden wir es in den frühen Morgenstunden oder gegen Abend als angenehm. Dafür meiden wir die stechende Sonne zur Mittagszeit.

Das Problem: Gerade zu diesem Zeitpunkt wären die Bedingungen für die Produktion von Vitamin D$_3$ optimal. Allerdings drohen bei einem längeren Aufenthalt in der prallen Mittagssonne gesundheitliche Schäden.

Achte dennoch darauf, Dich während der Mittagszeit in der Sonne aufzuhalten. Diese definiere ich mit den Stunden zwischen 10 und 15 Uhr. Während der genannten Zeitspanne befindet sich die UV-B-Strahlung hinsichtlich ihrer Intensität auf dem Höhepunkt. Laut physikalischen Berechnungen erreichen keine UV-B-Strahlen unsere Erde, wenn die Sonne einen Winkel von 45 Grad unterschreitet.

Aufgrund der Winkel-Konstellation absorbiert die Atmosphäre die für die Vitamin-D_3-Produktion wichtige Strahlung. Besagte Situation tritt bei uns im Sommer nach 16 Uhr ein und hält bis 10 Uhr am darauf folgenden Tag an. Die Sonne überschreitet die Grenze von 45 Grad nie zwischen den Monaten Oktober und Februar.

Angesichts der mangelhaften UV-B-Intensität ab 16 Uhr kommt der Feierabend bei Blick auf das Vitamin D_3 nicht infrage.

Die Annahme, mit Joggen oder Spazierengehen am Abend produziere der Körper genug vom Sonnenhormon, stellt ein Trugschluss dar. Andererseits gehen wir zwischen 10 und 15 Uhr unseren täglichen Aufgaben nach.

Das gilt für Eltern, Arbeitnehmer, Arbeitgeber, Schüler und Studenten gleichermaßen. Aus diesem Grund ergreife ich beispielsweise in meiner Mittagspause die Gelegenheit zu einem Spaziergang im Freien, um die Vitamin-D_3-Produktion anzuregen.

Ein weiterer zu berücksichtigender Punkt stellt die Witterung dar. Wolken behindern die Cholesterin-Spaltung in der Haut. Bei einem bedeckten Himmel gelangen kaum UV-B-Strahlen durch.

Derselbe Effekt tritt bei Tragen von Kleidung ein. Auch diese hält die benötigte Strahlung von der Haut fern.

Der Hauttyp beeinflusst Deine Vitamin-D_3-Synthese

Zuletzt gehe ich noch kurz auf die Beschaffenheit der Haut ein. Der individuelle Hauttyp besitzt einen wesentlichen Einfluss auf die Intensität der Vitamin-D_3-Synthese.

Personen mit einer dunkleren Hautfarbe benötigen gegenüber Hellhäutigen mehr Zeit, um die identische Menge an Vitamin D_3 herzustellen.

Das bedeutet: Falls Deine Haut schnell an Bräunung gewinnt, solltest Du Dich gegen Ende des Sommers länger in der Sonne aufhalten.

Sonnencremes verhindern die Produktion von Vitamin D_3 in der Sonne

Personen mit heller Hautfarbe stehen vor einem anderen Konflikt. Sie produzieren vergleichsweise viel Vitamin D_3, neigen jedoch schnell zu einem Sonnenbrand.

Hierbei handelt es sich um Schäden an der Haut, welche die UV-Strahlen in tieferen Schichten auslösen. Aus Angst vor Hautkrebs schützen wir uns mit Cremes oder Sprays. Je höher der Lichtschutzfaktor, desto besser fällt die Schutzwirkung aus.

In gleichem Maße reduziert sich die Produktion von Vitamin D_3. Eine Sonnencreme mit Faktor 20 hält ungefähr 95 Prozent der Strahlung von der Haut fern.

Demnach reichen mit Sonnencreme die angegebenen 20 bis 30 Minuten Sonnenkontakt nicht aus, um Deinen Tagesbedarf annähernd zu decken.

Zusätzlich ergänze ich an dieser Stelle: Die jüngsten Erkenntnisse der Forschung deuten darauf hin, dass ein hoher Vitamin-D_3-Spiegel präventiv gegen Hautkrebs wirkt. Folglich sinkt mit dem täglichen Sonnenbad das Hautkrebs-Risiko – und es steigt nicht. Das gilt ausschließlich für die kurze Zeitspanne von maximal 30 Minuten.

Anschließend verwendest Du zwingend Schutzprodukte, um einen Sonnenbrand zu vermeiden.

Schutz-Mechanismus des Körpers verhindert Überdosierung

Als findiger Leser kommst Du auf die Idee, beispielsweise am Wochenende übermäßig Sonne zu tanken, um dadurch sonnenfreie Tage unter der Woche zu kompensieren.

Leider muss ich Dir sagen: Das funktioniert nicht.

Dein Körper verfügt über einen Schutz-Mechanismus, der eine übermäßige Produktion verhindert.

Du benötigst ihn, damit es zu keiner Überdosierung kommt. Nach den vorgeschlagenen 30 Minuten setzt die Schutzfunktion ein und die Vitamin-D_3-Synthese endet.

Vitamin-D in Solarium aufnehmen?

Kontroverse Diskussionen über die Eignung von Solarien als Ersatz für die Sonne hinsichtlich der Vitamin-D_3-Produktion

Zahlreiche Personen zieht es im Winter ins Solarium. Das künstlich erzeugte UV-Licht sorgt auch während der kalten Jahreszeit für eine schöne Bräune der Haut.

Deshalb stellt sich die Frage, wie sich die Produktion von Vitamin D_3 im Solarium verhält. Schließlich führt das künstlich erzeugte Licht hinsichtlich der Bräunung zum selben Effekt wie die natürliche Sonne. Die Annahme, folgerichtig fände die Vitamin-D_3-Synthese ebenfalls statt, liegt nahe.

Ob dies zutrifft oder einen gefährlichen Trugschluss darstellt, lässt sich nicht endgültig beantworten. Während einige Forscher für regelmäßige Solarien-Besuche im Winter plädieren, raten andere Experten davon ab.

So empfiehlt beispielsweise eine Studie aus dem Jahr 2012 die UV-Bestrahlung auf der Sonnenbank in Abständen von zwei Wochen. Gemäß den Ergebnissen reicht der Gang ins Solarium alle 14 Tage aus, um den Vitamin-D_3-Spiegel konstant zu halten.

Aufgrund des entstehenden Hautkrebs-Risikos warnen Organisationen vor den Solarien. Die sehr starken UV-Strahlen erreichen eine mit dem Äquator zur Mittagszeit vergleichbare Intensität.

Dadurch steht der Synthese von Vitamin D_3 eine deutlich erhöhte Gefahr von Hautkrebs gegenüber. Das erfordert das gründliche Abwägen der Vor- und Nachteile. Mittlerweile eignen sich moderne Solarien ohnehin kaum für die Vitamin-Produktion.

Die aktuellen Geräte verwenden überwiegend UV-A-Strahlen, um die erwünschte Bräunung zu erreichen. Damit bei den Kunden keine Sonnenbrände entstehen, filtern die Sonnenbänke die UV-B-Strahlen. Die Spaltung von Cholesterin in der Haut setzt allerdings besagte UV-B-Strahlung voraus.

Fazit zum Aufenthalt in der Sonne und Tipp bezüglich des UV-Indexes

Zusammengefasst beachtest Du einige Punkte, um mithilfe der Sonne dauerhaft den Vitamin-D_3-Mangel zu vermeiden. Nutze aufgrund der ausbleibenden Vitamin-D_3-Produktion im Winter die Monate April bis September.

Dir reichen täglich 20 bis 30 Minuten in der Sonne zur Mittagszeit, sofern die UV-B-Strahlen mindestens auf ein Viertel Deiner Körper-Oberfläche treffen.

Zum Schluss des ausführlichen Abschnitts über die Vitamin-D_3-Synthese durch die Sonne gebe ich Dir noch einen Tipp mit auf den Weg. Du findest im Internet zahlreiche Wetter-Seiten, die Dich über den aktuellen UV-Index informieren.

Anhand der Daten weißt Du, ob sich Intensität der Sonne an Deinem aktuellen Aufenthaltsort für die Produktion von Vitamin D_3 eignet.

Die Wetter-Experten verwenden für den UV-Index eine Skala von null bis zwölf. Die Indizes von null bis zwei geben eine sehr schwache Strahlung an. Ab einem Index von drei empfehlen die Experten Produkte zum Sonnenschutz.

Werte zwischen acht und zwölf sprechen für eine sehr hohe bis extreme Intensität. Meide im letztgenannten Fall die Sonne zur Mittagszeit. Hinsichtlich der Synthese von Vitamin D_3 bedarf es mindestens eines UV-Indexes von drei.

Je höher der konkrete Index ausfällt, desto besser verläuft die Vitamin-D_3-Produktion und umso schneller deckst Du Deinen Bedarf.

Nahrungsmittel mit vergleichsweise hohem Anteil an Vitamin D_3

Zwar kommt der Sonne die wichtigste Rolle bei der Vitamin-D_3-Versorgung zu, dennoch deckt sie Deinen Bedarf nicht zu 100 Prozent. Neben der Synthese in der Haut führst Du Deinem Körper Vitamin D_3 über die Nahrung zu.

Deswegen liegt es auf der Hand, auf den Konsum von Lebensmitteln mit hohem D_3-Anteil zu achten. Dadurch leistest Du über die Deine Ernährung ebenfalls einen Beitrag zur Prävention des Vitamin-D_3-Mangels.

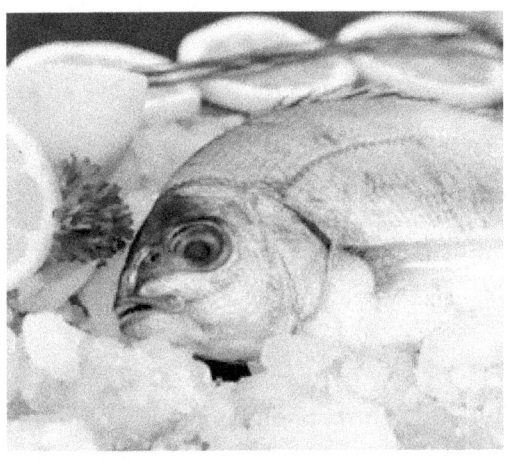
grafik lizenz fotolia.com

Fettfische:

Thunfisch, Lachs, Hering, Sardine und Makrele

Ich achte stets darauf, dass an Vitamin D_3 reiche Lebensmittel auf meinem Ernährungsplan stehen.

Im Folgenden informiere ich Dich über die zugehörigen Nahrungsmittel.

Dazu gehören insbesondere die Fettfische. In die Kategorie fallen der Thunfisch, der Hering, der Lachs, die Sardine und die Makrele.

Mein Tipp:
Ich esse regelmäßig Thunfisch und auch gerne geräucherten Lachs zum Abendessen.

Beim Kauf von Thunfisch achte ich auf nachhaltige Produkte mit der Kennzeichnung:

Label Dolphin Safe bzw. Delphinschonend oder Delphinfreundlich.

Milchprodukte, Eier und Pilze

Während ich abends oder mittags häufig zu den Fischen greife, weiche ich beim Frühstück auf andere Lebensmittel aus. Hierbei bieten sich Milchprodukte und Eier (das Eigelb) an.

Zudem belege ich mein Brot mit Gouda, da er – in Relation zu anderen Nahrungsmitteln – viel Vitamin D_3 pro 100 Gramm enthält. Darüber hinaus zählen Steinpilze und Champignons zur Liste der an Vitamin D_3 reichen Lebensmittel.

Die perfekte Ergänzung gegen Vitamin-D-Mangel

Lebertran in geschmacksneutralen Kapseln

Wie Du im ersten, medizinischen Kapitel lerntest, kommt der Leber im Hinblick auf Vitamin D_3 eine wichtige Rolle zu. In der Leber hydroxyliert das Sonnenhormon.

Zudem verfügt besagtes Organ über die Fähigkeit, Vitamin D_3 langfristig zu speichern. Aus diesem Grund besitzt Lebertran einen sehr hohen Anteil an Vitamin D_3. Dabei handelt es sich um Öl, das aus der Leber von Fischen stammt.

Früher war es üblich, Kindern täglich einen Löffel Lebertran zu geben. Neben dem Vitamin D_3 enthält das Öl Jod, Vitamin A und E sowie Omega-3-Fettsäuren. Dazu gilt Lebertran trotz des enthaltenen Fetts als leicht verdaulich. Es eignet sich ideal, um einem Vitamin-D_3-Mangel vorzubeugen.

Die Aussage bezieht sich auf den Teil Deines täglichen Bedarfs, den Du über die Nahrung deckst. Selbstverständlich ersetzt der Lebertran nicht die D_3-Synthese über die Sonne. Andererseits lässt der Geschmack von Lebertran zu wünschen übrig. Ich könnte es nachvollziehen, wenn Du deshalb darauf verzichtest. In dem Fall rate ich Dir zu Lebertran-Kapseln.

Letztere erhältst Du im Internet oder in Drogerie-Geschäften. Die geruchs- und geschmacks-neutralen Kapseln bieten sich zur Ergänzung der Ernährung an.

Einnahme von Vitamin-D_3-Präparaten zur Behandlung oder Prävention eines Mangels

Zugegebenermaßen fällt es insbesondere im Winter schwer, einen Vitamin-D_3-Mangel zu vermeiden. Du benötigst am Ende des Sommers vollgefüllte Speicher, damit Dir bis April ausreichend Vitamin D_3 zur Verfügung steht. Sofern Dir das nicht gelingt, verbraucht Dein Körper seine Vorräte, bevor der Stand der Sonne eine erneute D_3-Synthese ermöglicht. In derartigen Situationen bietet sich die Einnahme von Vitamin-D_3-Präparaten an.

Frei erhältliche Nahrungsergänzungs-Mittel und rezeptpflichtige Medikamente

Die entsprechenden Produkte erhältst Du in der Apotheke oder in diversen Onlineshops. Wir unterscheiden diesbezüglich zwischen Nahrungsergänzungs-Mitteln und Arzneimitteln. Während Du für die Medikamente ein Rezept benötigst, bekommst Du die Nahrungsmittel auch ohne das Formular eines Arztes.

Ein Rezept erhältst Du, sofern der Mediziner bei Dir einen ausgeprägten Vitamin-D_3-Mangel diagnostiziert und daher zur Therapie geeignete Arzneimittel verschreibt.

Die oral einzunehmenden nahrungsergänzenden Mittel und Medikamente versorgen Deinen Körper mit dem Sonnenhormon.

Auf diese Weise vermeidest oder bekämpfst Du einen Mangel. Mittlerweile bieten die Hersteller die Supplemente in zwei Formen an: als Tabletten und als Sticks, die Micro-Pellets enthalten. Die Tabletten nimmst Du mit Flüssigkeit ein. Die Sticks enthalten zahlreiche kleine Kügelchen, die auf Deiner Zunge zergehen.

Enthaltene Vitamin-D_3-Menge bei der Auswahl des Präparates berücksichtigen

Achte bei der Auswahl der Nahrungsergänzungs-Mittel auf die enthaltene Vitamin-D_3-Menge. Idealerweise liegt der Anteil an Vitamin D_3 pro Tablette oder Stick bei 500 bis 1.000 Internationalen Einheiten. Produkte mit 1.000 Internationalen Einheiten eignen sich, um mit der dauerhaften Einnahme über längere Zeit einem Mangel vorzubeugen.

Überprüfe im Winter deinen Vitamin-D_3-Spiegel, indem Du ein entsprechendes Kit im Internet bestellst (weitere Infos im ersten Kapitel). Achte zudem auf erste Anzeichen eines Vitamin-D_3-Mangels.

#Dazu zählen beispielsweise Antriebslosigkeit und Müdigkeit. Deuten Dein gemessener Spiegel oder körperliche Symptome auf eine Unterversorgung hin, kompensiere die fehlende Vitamin-D_3-Synthese durch die Einnahme entsprechender Präparate. Solltest Du Dir unsicher über die Notwendigkeit oder die tägliche Dosis einer Therapie durch Supplemente sein, kontaktiere einen Arzt. Er berät Dich ausführlich auf Basis Deiner persönlichen Werte und gibt Dir weitere konkrete Ratschläge.

Weitere erhältliche Produkte zur Vitamin-D$_3$-Versorgung

Du findest neben den vorgestellten Tabletten und Micro-Pellets in diversen Onlineshops oder im stationären Handel diverse weitere Produkte, die sich zur unterstützenden Vitamin-D$_3$-Versorgung anbieten. Im Folgenden gebe ich Dir einen konkreten Blick über die zugehörigen Artikel.

Dazu zählt Vitamin D$_3$ in Form von Öl. Hierbei nimmst Du fettlösliches Vitamin D$_3$ ein, das sich in Sonnenblumenöl befindet. Die Einnahme erfolgt über eine Pipette. Entsprechend der angegebenen Verzehr-Empfehlung gibst Du die benötigte Anzahl an Tropfen auf einen Teelöffel.

Darüber hinaus bieten einige Hersteller Pulver-Präparate an. Das enthaltene Pulver mit Vitamin D$_3$ löst Du in Wasser oder einem anderen Getränk auf. Den entstehenden Drink verzehrst Du am besten zu einer fetthaltigen Mahlzeit.

Ebenfalls zum Auflösen in Wasser eignen sich Brause-Tabletten. Die entsprechenden Produkte bekommst Du in jeder Drogerie-Abteilung. Oftmals zielen die Brause-Tabletten auf die Versorgung mit unterschiedlichen Mineralien und Stoffen ab. Sie enthalten etwa Magnesium und Kalzium zusätzlich zu Vitamin D$_3$.

Informiere Dich deshalb anhand der aufgedruckten Nährwert-Tabelle über den konkreten D_3-Gehalt. Häufig bewegt sich die enthaltene Menge bei Brause-Tabletten im Bereich von fünf Mikrogramm. Zum Vergleich: Eine Vitamin-D_3-Tablette mit 1.000 Internationalen Einheiten versorgt Dich mit 25 Mikrogramm Vitamin D_3.

Gefahr einer Überdosierung bei der hochdosierten Einnahme von Vitamin-D_3-Präparaten

Das gegenteilige Extrem zu einem Vitamin-D_3-Mangel stellt eine Überdosierung dar. Sie führt zu unerwünschten kurz- und langfristigen Folgen. Kurzfristig verspürst Du Müdigkeit, Kopfschmerzen, Übelkeit oder einen starken Durst. Außerdem kommt es in einigen Fällen zu Herz-Rhythmus-Störungen.

Langfristig drohen:

- Schäden an der Niere,
- Erkrankungen der Niere wie beispielsweise Nierensteine,
- Versagen der Niere,
- Einlagerungen von Kalzium im Herz, in den Blutgefäßen, in der Lunge sowie in den Sehnen und Muskeln,
- Muskelschmerzen.

Die medizinische Fachsprache nennt die Überdosierung mit Vitamin D_3 "Hypervitaminose". Du erkennst die Überdosierung an Deinem Vitamin-D_3-Spiegel. Im Falle einer Hypervitaminose erhöht sich die Konzentration von Cholecalciferol im Blut um den Faktor zwei bis 15.

Es gilt als beinahe unmöglich, über die Nahrung oder durch die Sonne an einer Hypervitaminose zu erkranken.

Deine Haut verfügt über den angesprochenen Schutz-Mechanismus, der die D_3-Synthese einstellt. Die Nahrung enthält viel zu wenig Vitamin D_3. Bedenke bei der Einnahme von zusätzlichen Präparaten die Gefahr einer Überdosierung.

Das Risiko besteht insbesondere beim exzessiven Konsum von Supplementen mit täglich mehr als 100 Mikrogramm Vitamin D_3 über einen längeren Zeitraum.

Die 10 größten Irrtümer zu Vitamin D

Eine Unterversorgung mit Vitamin D gehört zu den häufigsten Mangel-Erscheinungen unserer Gesellschaft. Das gilt insbesondere für die Winter-Monate. Nach Einschätzung von Experten leiden in der kalten Jahreszeit mindestens 60 Prozent der deutschen Bevölkerung an einem Vitamin-D-Mangel.

Deswegen verwundert es nicht weiter, dass Du Dich mit der Thematik beschäftigst. Schließlich fällt die Zahl der Betroffenen im Vergleich zu anderen Krankheiten hoch aus. Allerdings gelten falsche Annahmen über Vitamin D als gleichermaßen weit verbreitet wie der Mangel selbst. Daran trägt die Medizin eine Mitschuld. Lange Zeit unterschätzten Ärzte und Experten die Rolle von Vitamin D im menschlichen Körper. Zudem berechneten sie den erforderlichen Tagesbedarf falsch.

Ich heiße Anna Nilsson und möchte Dich über die zehn größten Irrtümer bezüglich des für den Körper so wichtigen Vitamins aufklären. Als Medizinerin komme ich häufig mit Patienten in Kontakt, die Symptome eines Vitamin-D-Mangels zeigen und an den Folgen leiden. Gleichzeitig bemerke ich dabei stets aufs Neue, welch falsches Wissen unsere Gesellschaft prägt.

Zahlreiche Meinungen, Auffassungen und damit verbundene Lebensweisen stellen schlichtweg Irrtümer dar. Hierzu erhältst Du im weiteren Verlauf ausführliche Informationen. Das hilft Dir, derartige Irrtümer zu vermeiden und eine Vitamin-D-Versorgung gemäß dem neuesten Stand der Wissenschaft umzusetzen.

Die wichtigsten Fakten: Wissenswertes über Vitamin D

Damit Du die später folgenden Irrtümer verstehst, erkläre ich Dir zunächst die wichtigsten Grundlagen über das Vitamin D. Das in der medizinischen Fachsprache "Cholecalciferol" genannte Vitamin übernimmt im Körper zahlreiche Funktionen und Aufgaben. Es trägt beispielsweise zum Aufbau der Knochen bei und reguliert den Kalzium-Spiegel im Blut. Infolgedessen hängen zahlreiche Krankheiten und Symptome mit einer Unterversorgung an Vitamin D zusammen.

Dein Körper erhält das benötigte Vitamin D auf zwei Wege. Einerseits besitzt er die Fähigkeit, das Vitamin selbst zu produzieren. Die Bildung erfolgt durch Sonnenexposition über die freie Haut. Der Vorgang erfordert den direkten Kontakt mit den UVB-Strahlen der Sonne. Darüber hinaus deckt die Nahrung einen kleinen Prozentsatz des Vitamin-D-Bedarfs.

Im Sommer produzierst Du über die Haut – bei ausreichendem Aufenthalt in der Sonne – mehr Vitamin D als benötigt. Das überschüssige Cholecalciferol verbleibt in einer Speicherform im Körper. Der Speicher steht Dir in der kalten Jahreszeit zur Verfügung. Über die Reserve-Kapazitäten gewährleistet Dein Körper eine kontinuierliche Versorgung mit Vitamin D.

Trotz der Speicherfähigkeit kommt es häufig zu einem Vitamin-D-Mangel. Die Medizin kennt eine Reihe von Folgen, die eine Unterversorgung an Vitamin D verursacht. Betroffene Patienten neigen zu Müdigkeit, Antriebslosigkeit und einem geschwächten Immunsystem. Außerdem begünstigt der Mangel den Ausbruch weiterer Krankheiten wie Krebs, Diabetes oder Asthma.

Die zehn größten Irrtümer über Vitamin D

Nachdem Du das Wichtigste über Vitamin D weißt, kläre ich Dich jetzt über die zehn größten Irrtümer auf. Sie betreffen beispielsweise die Vitamin-D-Versorgung über die Ernährung, die empfohlene Tages-Dosis, die Risiken eines Mangels oder den Zusammenhang zwischen Krebs und Vitamin D. Außerdem erwarten Dich konkrete Tipps, mit deren Hilfe Du die entsprechenden Irrtümer vermeidest.

Erster Irrtum: kein Mangel aufgrund einer ausgewogenen Ernährung

Zahlreiche Personen vertreten die Ansicht, mit einer gesunden und ausgewogenen Ernährung umgingen sie einen Mangel an sämtlichen benötigten Mineralien, Vitaminen oder anderen Stoffen. Das trifft zwar auf viele derselben zu, bei Vitamin D handelt es sich dabei jedoch um einen großen Irrtum.

Wie ich bereits im vorherigen Abschnitt ansprach, produziert Dein Körper den Großteil der benötigten Vitamin-D-Menge über die Haut. Dafür bedarf es der direkten Einstrahlung der UVB-Strahlen der Sonne. Cremes zum Sonnenschutz reduzieren die körpereigene Produktion von Vitamin D erheblich. Letztendlich stellst Du mithilfe der UVB-Strahlen bis zu 90 Prozent Deines gesamten Vitamin-D-Spiegels her. Den verbleibenden kleinen Anteil deckst Du über die Nahrung.

Dennoch höre ich häufig die falsche Annahme, wonach eine ausgewogene Ernährung mit einer ausreichenden Vitamin-D-Versorgung einhergehe. Das hängt meiner Meinung nach mit der Existenz von Lebensmitteln zusammen, die irreführend als "reich an Vitamin D" gelten. Dazu gehören beispielsweise Hering, Lachs, Pilze, diverse Käse oder Leber. Die genannten Nahrungsmittel zeichnen sich durch einen vergleichsweise höheren Vitamin-D-Gehalt gegenüber anderen Produkten aus. Deswegen besitzen sie den Ruf, reich an Vitamin D zu sein. Das Problem: Die enthaltene Menge reicht bei Weitem nicht aus, um die Vitamin-D-Produktion durch die Sonnenstrahlen annähernd zu kompensieren.

Achte deshalb auf ausreichenden direkten Sonnenkontakt in der warmen Jahreszeit. Durchschnittlich benötigst Du im Sommer täglich 20 bis 30 Minuten Aufenthalt in der Sonne. Tipp: Übermäßiges Sonnenbaden erhöht den Vitamin-D-Spiegel nicht beliebig. Nach der genannten Zeit von 30 Minuten setzt ein regulierender Mechanismus ein, der die Produktion beendet. Die natürliche Schutzfunktion verhindert eine Überdosierung mit Vitamin D.

Zweiter Irrtum: Der tägliche Vitamin-D-Bedarf fällt deutlich höher aus als lange Zeit angenommen

Die Häufigkeit des Vitamin-D-Mangels hängt mit einem zweiten, gravierenden Irrtum zusammen. Derzeit liegt der offiziell empfohlene tägliche Bedarf bei 800 Internationalen Einheiten; das entspricht 20 Mikrogramm. Vor der Empfehlung von 800 Internationalen Einheiten betrug die angegebene notwendige Tagesdosis über mehrere Jahrzehnte lediglich 400 Internationale Einheiten. Deswegen gehen noch immer einige Personen von der alten Empfehlung aus.

Allerdings stellen selbst die erhöhten 800 Internationalen Einheiten einen viel zu geringen Wert dar. Der Tagesbedarf Deines Körpers fällt deutlich höher aus. Als Grund für den gravierenden Irrtum gilt ein Rechenfehler. Diesen entdeckten Forscher der University of Alberta School of Public Health erstmals im Oktober 2014. Daraufhin bestätigten Wissenschaftler den folgenschweren Rechenfehler in einem Artikel, den sie im März 2015 im Journal "Nutrients" publizierten.

Den Berechnungen der Experten zufolge decken die offiziellen Vitamin-D-Empfehlungen lediglich ein Zehntel des tatsächlichen Bedarfs. Daher plädieren die Forscher für eine Erhöhung der empfohlenen Tagesdosis auf mindestens 7.000 Internationale Einheiten.

Dritter Irrtum: Der Körper benötigt Vitamin D nur für die Knochen

Der nächste große Irrtum, den ich anspreche, befasst sich mit den Funktionen von Vitamin D im Körper. Lange Zeit beschränkte sich die Ansicht der Medizin darauf, das Vitamin baue ausschließlich Kalzium in den Körper ein. Dadurch zielte die Gabe von Vitamin-D-Präparaten lediglich auf die Prävention von Osteoporose und Rachitis ab.

Mittlerweile vertreten wir Ärzte ein umfassenderes Verständnis. Neben dem Knochen-Stoffwechsel kommen dem Vitamin D zahlreiche weitere Aufgaben in Deinem Körper zu. Diverse Studien stellten Zusammenhänge zwischen einer Vitamin-D-Unterversorgung und verschiedenen, anfangs angesprochenen Krankheiten her. Allerdings befindet sich die Forschung in den zugehörigen Richtungen in ihren Anfängen.

Vierter Irrtum: Krebs hat mit Vitamin-D-Mangel nichts zu tun

Im Zuge der Forschungen über die Funktionen von Vitamin D deckten die Wissenschaftler in den letzten Jahren zahlreiche Irrtümer auf. Dazu gehört insbesondere der Zusammenhang zwischen Vitamin D und Krebs. Deshalb gilt die Ansicht, die Vitamin-D-Versorgung besitze keine Auswirkung auf das Krebs-Risiko, als veraltet.

Stattdessen legen neue Studien nahe: Die biologisch aktive Form von Vitamin D reguliert das Wachstum der Zellen. Gemäß den Erkenntnissen beugt besagte Funktion der Entstehung von Krebs vor. Forscher identifizierten beispielsweise Zusammenhänge zwischen Vitamin D und Prostata-, Dickdarm- und Brustkrebs.

Hierfür existieren zwei verschiedene Beweise. Auf der einen Seite untersuchten Experten die Häufigkeit diverser Krebsarten in Abhängigkeit von den Breitengraden. Sie kamen zu dem Ergebnis, dass in Regionen mit höherer Sonneneinstrahlung – und damit verbesserter Vitamin-D-Bildung – Krebs seltener vorkommt. Auf der anderen Seite beweisen Forschungen, wie das Risiko für Krebs bei einer ausreichenden Versorgung mit Vitamin D zurückgeht.

Fünfter Irrtum: Sonne meiden, um Hautkrebs zu vermeiden

Angesichts der Vitamin-D-Produktion über die UVB-Strahlen solltest Du Dich bei gutem Wetter rund 20 Minuten täglich in der Sonne aufhalten. Die Zeitangabe gilt für den Sonnenkontakt ohne Schutzcreme. Der gesunde Menschenverstand sagt uns jedoch: Das Sonnenbaden ohne den Einsatz von Schutzprodukten erhöht das Risiko von Hautkrebs.

Ich sage Dir: Hierbei handelt es sich um einen weiteren Irrtum. Die richtige Dosis an UVB-Strahlen sorgt für die Vitamin-D-Produktion; das hergestellte Vitamin D senkt wiederum die Gefahr von Hautkrebs. Deswegen fördert der Sonnenkontakt ohne Schutzcreme nicht zwangsläufig die befürchtete Krankheit. Stattdessen wirken täglich zehn bis 20 Minuten Sonne präventiv gegen Hautkrebs.

Sechster Irrtum: Vitamin D Mangel ungefährlich

Angesichts meiner Erklärungen in den vorangegangenen Abschnitten dürfte Dir bereits klar sein, welche Bedeutung der ausreichenden Versorgung des Körpers mit Vitamin D zukommt. Trotzdem möchte ich den Irrtum, wonach ein Vitamin-D-Mangel ungefährlich sei, nochmals explizit ansprechen.

In Deutschland sterben jährlich Zehntausende Menschen an den Folgen der Unterversorgung. Unterschätze deshalb die Wichtigkeit des Vitamins nicht und achte auf eine ausreichende Zufuhr. Hierfür bieten sich bei Bedarf Vitamin-D-Präparate an. Sie enthalten hoch dosierte Mengen des Stoffes.

Siebter Irrtum: Das Alter führt zu Herzmuskel-Schwäche

Mit zunehmendem Alter klagen Personen über eine Herzmuskel-Schwäche. Die gesundheitliche Entwicklung schieben wir in unserer Gesellschaft zwangsläufig auf das Alter – ein Irrtum. Eine ausreichende Versorgung mit Vitamin D wirkt präventiv gegen die Herzmuskel-Schwäche. Dazu gilt diese mit der Hilfe von Vitamin D als teilweise heilbar.

Achter Irrtum: Im Winter zeigt der Körper ein erhöhtes Schlafbedürfnis, da die Nächte länger andauern

Im Winter neigen wir dazu, tendenziell nachts mehr zu schlafen. Als scheinbar logische Erklärung führen wir dafür die längeren Nächte an. Hierbei handelt es sich um einen weiteren Irrtum. Stattdessen verursacht die Unterversorgung mit Vitamin D aufgrund der fehlenden Sonne das gesteigerte Schlafbedürfnis.

Neunter Irrtum: Sport oder Spaziergänge am Abend reichen für die Vitamin-D-Produktion aus

Tagsüber hältst Du Dich in der Schule, an der Universität oder im Büro auf. Irrtümlicherweise denken zahlreiche Personen, den dadurch verpassten Sonnenkontakt abends beim Spazierengehen oder Joggen zu kompensieren.

Dabei handelt es sich um einen Trugschluss. Spätestens ab 16 Uhr geht die Vitamin-D-Produktion in der Sonne wegen abnehmender Intensität der UVB-Strahlen deutlich zurück. In Deutschland liegt die beste Tageszeit aus Vitamin-D-Sicht zwischen 10 und 14 Uhr. Nutze beispielsweise Deine Mittagspause für einen kurzen Aufenthalt in der Sonne.

Zehnter Irrtum: Ein schlechter Vitamin-D-Wert erfordert eine monatelange Therapie

Der letzte Irrtum, über den ich Dich informiere, widmet sich der Therapie eines Vitamin-D-Mangels. Viele Personen gehen fälschlicherweise davon aus, es dauere mehrere Monate, ehe der Vitamin-D-Wert wieder sein normales Niveau erreiche.

Die richtige Aussage lautet dagegen: Mit der Einnahme von Präparaten besserst Du Deinen Vitamin-D-Spiegel innerhalb weniger Tage erheblich auf.

Schlusswort

Herzlichen Glückwunsch! Jetzt weißt Du über alle wichtigen Fakten rund um Vitamin D_3 und dessen Funktionsweise Bescheid.

Deine Bereitschaft, mein Buch bis zum Ende zu lesen, freut mich sehr. Für Dein Interesse möchte ich mich an dieser Stelle herzlich bedanken. Ich hoffe, Du fühlst Dich mit den neu gewonnenen Erkenntnissen ausreichend informiert, um einen Vitamin-D_3-Mangel dauerhaft zu vermeiden.

Nutze meine konkreten Ratschläge und setze die Empfehlungen in die Tat um. Bei Unsicherheiten über Deine konkrete Vitamin-D_3-Versorgung oder die Effektivität der ergriffenen Maßnahmen bestimme Deinen D_3-Spiegel. Spreche aber bitte alle Maßnahmen und Nahrungsergänzungen mit Deinem Arzt ab.

Zum Schluss fasse ich nochmals die wesentlichen Punkte der beiden großen Kapitel zusammen.

Denke stets daran, dass Du den Großteil Deines Vitamin-D_3-Bedarfs durch die Spaltung von Cholesterin deckst.

- Das setzt die direkte Einstrahlung von UV-B-Strahlen der Sonne auf die Haut voraus.

- Achte vor allem im Sommer darauf, Dich täglich 20 bis 30 Minuten während der Mittagszeit in der Sonne aufzuhalten. Nutze beispielsweise Deine Mittagspause für einen kurzen Spaziergang. Die frische Luft sorgt für Erholung, gleichzeitig füllst Du durch die UV-B-Strahlen der Sonne Deinen Vitamin-D_3-Speicher auf.

- Dadurch steht Dir selbst im Winter, wenn die Synthese des Sonnenhormons in der Haut ausbleibt, ausreichend Vitamin D_3 zur Verfügung.

- Ergänze die körpereigene Produktion durch Nahrungsmittel, die sich durch einen vergleichsweise hohen Anteil an Vitamin D_3 auszeichnen.

- Zusätzlich bieten sich bei Bedarf Supplemente an. Die Tabletten oder Micro-Pellets enthalten pro Stück bis zu 1.000 Internationale Einheiten Vitamin D_3.

Ich wünsche Dir weiterhin Gesundheit und viel Erfolg dabei, einen Mangel an Vitamin D_3 dauerhaft zu vermeiden.

Deine Anna Nilsson

Medizinischer Haftungsausschluss:

Diese Informationen sind nach besten Wissen und Gewissen verfasst und beruhen auf derzeitigen Wissensstand - es handelt sich um allgemeine Informationen, eine Gewähr für deren Richtigkeit wird nicht übernommen. Eine Behandlung und Diagnose bei Verdacht auf Vitamin-D-Mangel oder andere Erkrankungen ist immer durch einen Arzt durchzuführen. Eine Haftung bei Schäden die durch eine Eigenbehandlung entsteht kann nicht übernommen werden.

Referenzwerte D3:

Wir legen die Vitamin D3 Referenzwerte der
Deutschen Gesellschaft für Ernährung e.V. zu Grunde.
abrufbar unter:

https://www.dge.de/wissenschaft/referenzwerte/vitamin-d/

Quellennachweis, Literatur:

Bischoff-Ferrari HA et al. Fracture Prevention With Vitamin D Supplementation

Boonen S et al. Need for additional calcium to reduce the risk of hip fracture with vitamin D supplementation: evidence from a comparative metaanalysis of randomized controlled trials.

Ross CA et al. Committee to Review Dietary Reference Intakes for Vitamin D and Calcium; Institute of Medicine. Dietary Reference Intakes for Calcium and Vitamin D. Washington, DC: National Academy Press

Impressum:

Angaben gemäß § 5 TMG:
Verantwortlich für den Inhalt nach § 55 Abs. 2 RStV:

Anna Nilsson
Ferdinand v. Reukewitz

Herausgeber:
toorpedo Verlag Foerster
Rosa-Luxemburg-Str.6
02827 Görlitz
Telefon: 03581 845484

Copyrights:

Alle Texte dieses Buches sind urheberrechtlich geschützt, einer Veröffentlichung auch auszugsweise wird nicht stattgegeben. Bilderlizenz: 60247357 - Sun icons set © Studio Barcelona
Umschlag: inarik / 123RF.com

Literatur im Internet zum Vitamin-D:

www.vitamindmangel.net

www.vitamindelta.de

www.ingramcontent.com/pod-product-compliance
Lightning Source LLC
Chambersburg PA
CBHW070331190526
45169CB00005B/1838